AF319155

DE L'EMPLOI

DE

L'HYDRATE DE CHLORAL

EN ACCOUCHEMENT

PAR

LE Dr H. DEBAUGE

Ancien interne des hôpitaux de Lyon, ex-chef de clinique obstétricale,
Membre de la Société des sciences médicales,
Lauréat de l'École de médecine de Lyon.

LYON

LIBRAIRIE MÉDICALE DE J.-P. MEGRET

QUAI DE L'HÔPITAL, 57

—

1876

DE L'EMPLOI DE L'HYDRATE DE CHLORAL

EN ACCOUCHEMENT

OUVRAGES DU MÊME AUTEUR

Traitement des chancres simples et des bubons chancreux par la cautérisation au chlorure de zinc. Thèse, Paris, 1858.

De la matité précordiale. (*Lyon Médical*, 10 novembre 1871.)

De l'emploi de la noix vomique et des sels de strychnine contre les vomissements. (*Lyon Médical*, 7 juin 1872.)

De l'emploi du sulfate de quinine dans le traitement de la méningite. (*Lyon Médical*, 1874.)

Lyon. Assoc. typ. — C. Riotor, rue de la Barre, 12.

DE L'EMPLOI

DE

L'HYDRATE DE CHLORAL

EN ACCOUCHEMENT

PAR

LE Dr H. DEBAUGE

Ancien interne des hôpitaux de Lyon, ex-chef de clinique obstétricale,
Membre de la Société des sciences·médicales,
Lauréat de l'École de médecine de Lyon.

LYON 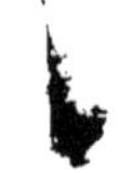

LIBRAIRIE MEDICALE DE J.-P. MEGRET

QUAI DE L'HÔPITAL, 57

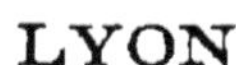

1876

DE L'EMPLOI

DE

L'HYDRATE DE CHLORAL

EN ACCOUCHEMENT

Les accoucheurs n'ont pas attendu longtemps après la découverte de Liebreich pour mettre à profit les propriétés thérapeutiques de l'hydrate de chloral. Dès 1869 nous voyons le docteur Ruckhardt publier, dans le *Berliner Wochenschrift*, deux observations d'éclampsies guéries par l'injection hypodermique du médicament dont les propriétés venaient d'être révélées à l'Académie de médecine de Berlin. Les Anglais et les Américains, dès 1870, se mettent à administrer eux aussi les préparations de chloral, et les journaux de ces deux pays nous fournissent de nombreuses relations de faits analogues à ceux de Ruckhardt. Au milieu de toutes ces observations nous pouvons citer celles de Campbell, Fox, Seidewitz (toutes trois dans *The Lancet* de 1870), de Mackitosth, de Philips, de Playfair, de Widborne (dans le *Medical Times*, la première en 1870, les trois autres en 1871), de Bookless, de Milne (dans l'*Edinburg medical journal* de 1871), de Starley, de Fairfield, d'Alexander (dans *The American practitioner*, les deux premières en 1872, la troisième en 1870), de Maxwell et de Dowell (dans le *Dublin quaterly journal of medical science*). En France, MM. Polaillou, Bourdon, Raynaud, Bouchut n'arrivent qu'un peu plus tard à mettre en usage le chloral ; mais leurs travaux et ceux de leurs élèves Pélissier, Franca y Mazorra, Lissonde, et surtout Fauny et Chouppe parviennent à mettre hors de toute contestation l'utilité de cette médication, soit comme moyen préventif, soit comme moyen curatif de l'éclampsie puerpérale. Aujourd'hui l'on peut dire que cette partie des services que le chloral est appelé à rendre aux accoucheurs est parfaitement connue et qu'il n'y a rien ou à peu près rien à ajouter aux nombreux travaux publiés à ce sujet.

L'utilité des préparations de chloral pendant l'accouchement n'est pas bornée à l'action qu'elles ont sur les crises éclamptiques. En dehors de ces redoutables accidents, elles peuvent rendre encore de nombreux et importants services en facilitant l'acte de la parturition, elles peuvent en diminuer considérablement les fatigues.

L'emploi du chloral pour rendre moins pénible le travail n'est guère de date plus récente que sa mise en usage contre l'éclampsie Au mois de mai 1870, More Madden a publié, dans le *Dublin quaterly journal*, une série d'observations destinées à démontrer les avantages qu'on peut en retirer en l'administrant comme moyen de diminuer les douleurs de l'enfantement. Lambert (d'Édimbourg), quelques mois plus tard, a préconisé avec ardeur la méthode conseillée par More Madden. Il a été suivi dans cette voie en Angleterre par Simpson, Philipps, Playfair, Kidd ; et en Amérique par Hamel (de Baltimore), Keiller, Masrop, Bell ; en France, par MM. Bourdon et Polaillon. En 1873, M. Bourdon a exposé à la Société de thérapeutique (séance du 8 janvier) ses doctrines sur l'emploi du chloral pendant l'accouchement et les résultats qu'il en a retirés. Trois de ses élèves, Pélissier, Franca y Mazorra en 1873, et Lissonde en 1874, ont fait de la pratique et de l'enseignement de leur maître à cet égard le sujet de leur thèse inaugurale.

Malgré tous ces travaux, l'emploi du chloral pour faciliter l'accouchement est loin d'être en faveur auprès des praticiens. Le traitement de l'éclampsie par la méthode de Ruckhardt est aujourd'hui à peu près universellement connu et apprécié ; mais il est bien peu d'accoucheurs qui songent à mettre en pratique les préceptes de More Madden et de Lambert (d'É-dimbourg). D'où vient cette hésitation à suivre la voie où veulent nous entraîner les élèves de M. Bourdon ? Uniquement, selon nous, de l'interprétation malheureuse donnée à l'action du médicament qu'ils préconisent et aux applications qu'ils en ont vu faire.

Le chloral est à la fois anesthésique et hypnotique. Dans la pratique obstétricale nous avons à mettre en jeu ses propriétés hypnotiques bien plutôt que ses propriétés anesthésiques. Or, c'est précisément comme anesthésique et non pas comme hypnotique qu'on a eu le tort de le conseiller aux accoucheurs. More Madden, tout le premier, le donne pour calmer les douleurs de l'accouchement. Lambert lui attribue le même pouvoir, et fait remarquer qu'en supprimant la douleur il doit rendre la contraction de l'utérus plus efficace et le travail plus rapide ; la douleur est en effet, d'après lui, l'origine d'une action réflexe qui vient arrêter la contraction du muscle utérin ; rendez, dit-il, l'action de la fibre utérine inconsciente, et, n'étant plus enrayée, elle amènera bien plus rapidement la dilatation du col.

Franca y Mazorra conseille lui aussi d'administrer le chloral toutes les fois qu'il est indiqué de faire cesser ou de diminuer les douleurs du travail. Il veut qu'on ait recours à cette médication chez les femmes très-nerveuses qui sont prises d'une grande excitation avant même le début du travail, chez les femmes que la peur influence trop. Il veut les mettre dans une sorte de demi-ivresse, de sommeil qui leur enlève leur appréhension en les rendant incapables de raisonner. Il donne le chloral lorsque les contractions de l'utérus sont très-douloureuses, irrégulières et inefficaces. Il le donne quand une douleur violente, comme les crampes, les vomissements, vient arrêter le travail ; enfin, dans le cas où l'on est obligé de recourir à quelque opération douloureuse, il le conseille volontiers de préférence aux inhalations de chloroforme ou d'éther.

Le docteur Pélissier arrive à peu près aux mêmes conclusions. Lui aussi, il ne voit guère dans l'hydrate de chloral autre chose qu'un anesthésique. Aussi, lorsqu'il veut faire l'historique de la méthode thérapeutique qu'il préconise, en fait-il remonter l'origine à Simpson, parce que Simpson, le premier, a soumis à l'anesthésie les femmes en travail. Le chirurgien écossais employait le chloroforme ; mais pour Pélissier, le chloral n'est qu'un succédané du chloroforme. Plus loin, l'élève du professeur Bourdon a soin de rappeler, après son maître et après Simpson, que l'anesthésie, en supprimant la douleur seule, laisse subsister les contractions utérines, ne retarde nullement la dilatation du col, et n'enraye jamais les efforts d'expulsion du fœtus. Enfin, quand il veut dans les dernières pages de sa thèse résumer en quelques mots les indications du chloral, nous le voyons formuler un certain nombre de préceptes qui montrent bien qu'il a en vue avant tout les propriétés anesthésiques de ce médicament. Il veut, par cette médication, calmer l'excitation qui résulte de la douleur; il veut, comme Franca y Mazorra, combattre les accidents douloureux qui viennent parfois compliquer l'accouchement, les crampes, les douleurs lombaires excessives qui arrêtent la contraction utérine et l'empêchent d'aboutir. Il trouve encore le chloral nécessaire dans les dernières douleurs qui accompagnent les efforts d'expulsion, douleurs qui sont pour lui les plus violentes de l'accouchement, et dont il fait un tableau un peu exagéré.

En résumé, nous voyons que, pour la plupart des auteurs qui en conseillent l'emploi pendant l'accouchement, le chloral est avant tout un moyen d'annuler ou tout au moins de diminuer les douleurs. Les uns veulent obtenir avec lui une anesthésie complète; les autres, moins ambitieux, se contentent d'une demi-anesthésie; ils prétendent amener chez la patiente un état d'engourdissement qui lui enlève à moitié la perception de ses souffrances.

A plusieurs reprises déjà, le chloroforme et l'éther ont servi à des tentatives du même genre qui ont permis de juger la méthode de l'anesthésie appliquée aux douleurs de l'accouchement. Le professeur Pajot a fait bonne et sévère justice de ces efforts dangereux ou inutiles entrepris dans le but de soustraire la femme aux douleurs de l'enfantement. Il a montré que les accoucheurs qui cherchent à accomplir une pareille tâche se trouvent placés entre deux écueils. Les uns ne se paient pas d'illusions, font une véritable anesthésie et exposent leurs malades à de sérieux dangers de mort; les autres se laissent intimider par les dangers du chloroforme et de l'éther, ils croient faire une demi-anesthésie en ne soumettant leur patiente qu'à l'action de doses trop faibles pour produire un effet sérieux, et de leur pratique ne ressort aucun avantage autre que celui d'amuser la malade et son entourage.

Le jugement porté sur le chloroforme et l'éther s'applique de tout point au chloral, lorsqu'on veut en faire un anesthésique, lorsqu'on veut avec lui combattre les douleurs de l'accouchement. Veut-on seulement diminuer la douleur, on se berce d'une illusion : une femme qui n'a pris que 2 à 3 gr. de chloral ressent parfaitement les souffrances du travail aussi bien que si elle n'avait été soumise à aucune médication. Veut-on produire une anesthésie réelle, il faut avoir recours à des doses trop fortes pour n'être pas dangereuses. M. Bouchut ne craint pas de pratiquer l'anesthésie chez les enfants : avec trois grammes de chloral il les place pour deux à trois heures dans un état d'insensibilité qui permet, dit-il, de pratiquer sur eux de petites opérations sans qu'ils s'en aperçoivent. Pareille méthode lui paraît sans danger chez les sujets de cet âge. Mais il est moins affirmatif et moins hardi pour ce qui concerne les adultes; il n'ose plus chez eux conseiller l'anesthésie par le chloral. L'adulte offre plus de résistance et réclame des doses trop fortes pour être exemptes de péril.

Les accoucheurs feront bien de partager les hésitations de M. Bouchut à cet égard. L'introduction de l'anesthésie chloralique dans la pratique obstétricale ne pourrait se faire sans entraîner quelques accidents. Les expériences de MM. Krishaber et Dieulafoy ont suffisamment démontré que l'anesthésie par le chloral est loin d'être exempte de danger. Assurément, toutes les femmes endormies par le chloral d'une façon suffisante pour ne pas avoir conscience de leurs douleurs ne seraient pas condamnées par là même à une mort certaine. Le plus grand nombre sortiraient victorieusement de l'épreuve, et auraient tous les bénéfices d'un accouchement exempt de souffrance. Ce ne serait que de loin en loin qu'on aurait à signaler quelques cas de mort ; mais les victimes que ferait le chloral, pour être peu nombreuses, n'en suffiraient pas moins à faire rejeter et avec toute justice la méthode. Aussi ne pouvons-nous qu'approuver l'hésitation des praticiens à suivre les préceptes des préconisateurs du chloral, et si le chloral n'avait pas d'autre rôle à remplir en accouchement que celui d'anesthésique, nous partagerions complètement la répulsion qu'éprouvent pour lui les accoucheurs.

Nous serions d'autant plus portés à laisser de côté le chloral, que nous ne trouvons pas complètement démontrée la possibilité de produire une anesthésie réelle chez la femme en travail sans risquer de paralyser en même temps la fibre utérine et d'en enrayer les contractions. C'est là un danger que M. Polaillon signalait, il y a encore peu de temps, à la Société de médecine de Paris (séance du 25 mars 1876). Il citait à l'appui de sa thèse une des observations de Lambert (d'Édimbourg), où le chirurgien écossais fut obligé d'en venir à l'application du forceps pour remédier à une inertie qu'il attribuait lui-même à l'action du chloral. M. Polaillon croit tellement impossible de produire l'anesthésie par le chloral sans arrêter les contractions utérines, qu'il en vient à renoncer à le mettre en usage pour calmer les douleurs de l'accouchement. Il le réserve pour les circonstances où il est utile d'avoir recours à son action anticonvulsive, pour les cas d'éclampsie, et pour ceux où il est nécessaire de régulariser les contractions utérines, lorsque ces contractions étant irrégulières, convulsives, l'action antispasmodique du chloral trouve lieu d'être mise à profit.

Nous ne serons pas aussi sévères pour le chloral que M. Polaillon. Nous comprenons parfaitement la condamnation de l'anesthésie obstétricale. Nous savons qu'il nous faut aujourd'hui encore, aussi bien qu'avant la découverte de Liebreich, nous résigner à voir souffrir la femme en travail, si nous ne voulons pas l'exposer à de graves périls. Mais en dehors de l'éclampsie ou de l'imminence de l'éclampsie, le chloral n'a-t-il rien à faire en accouchement ? Les malades, dont nous lisons l'observation dans les monographies des élèves de M. Bourdon, n'ont-elles retiré aucun bénéfice de son administration ? Nous sommes bien loin de le croire. Nous affirmons au contraire que le chloral a des services sérieux à rendre aux accoucheurs ; il en a rendu aux malades dont l'histoire est rapportée par MM. Pelletier, Franca, Lissonde, Chouppe. Seulement ce n'est pas comme anesthésique qu'il a été utile dans toutes ces circonstances, il était donné par M. Bourdon à trop faible dose pour produire l'insensibilité ; il a agi uniquement comme hypnotique. En un mot, le chloral a une grande et bien importante indication à remplir : c'est de provoquer le sommeil, non pas pendant la douleur, mais dans l'intervalle des douleurs. Le sommeil provoqué par le chloral, administré à des doses modérées, s'interrompt à chaque douleur pour recommencer aussitôt que la contraction utérine s'arrête.

Assurément toutes les femmes n'ont pas besoin d'être soumises à cette médication. Il en est quelques-unes dont l'accouchement s'opère rapidement. Les premières douleurs paraissent dans la journée, le matin quelquefois, après une nuit pendant laquelle la femme a reposé tranquillement ; et avant que le soir ait ramené le besoin de dormir, l'acte de la parturition se trouve achevé. Il est parfaitement inutile en pareil cas de recourir au chloral. Il peut se faire que les douleurs arrivent dans quelques-uns de ces accouchements à un degré d'intensité par trop grande et qu'il soit nécessaire de les calmer. C'est alors aux antispasmodiques, aux bains, à l'opium qu'il faudra s'adresser ; et si l'indication des anesthésiques vient à s'imposer, ce qui arrive bien rarement, c'est à l'éthérisation qu'il conviendra de la demander, de préférence au chloral.

Mais tous les accouchements ne marchent pas aussi rapiment. Bien souvent le travail traîne en longueur et rend le sommeil impossible pendant une période de temps beaucoup trop longue. Cette privation de sommeil est d'autant plus pénible qu'assez fréquemment les dernières nuits de la grossesse sont des nuits d'insomnie pendant lesquelles la femme peut à peine reposer quelques rares instants de bien courte durée. Il y a là dans cette veille prolongée qu'imposent les douleurs du travail une complication sérieuse, plus sérieuse qu'on ne le croit. Sous son influence on voit se développer un état d'éréthisme nerveux qui rend tout à la fois les souffrances de l'accouchement plus vives, les contractions utérines moins régulières et moins efficaces, l'orifice utérin plus rigide et plus résistant aux efforts de dilatation. C'est en vain que pour ramener le calme on soumet la malade à l'action des divers antispasmodiques, c'est en vain qu'on lui fait prendre des bains répétés et prolongés. On sait combien il est avantageux à la femme dont le travail se prolonge de pouvoir s'endormir quelques instants dans l'intervalle des douleurs. Rien ne répare mieux ses forces que ces quelques minutes de sommeil qu'on voit parfois survenir entre deux contractions. Malheureusement il n'est qu'un petit nombre de privilégiées qui puissent avoir ces trop courts et trop rares moments de repos. On a beau tenir la malade à l'abri de la lumière et de toute espèce de bruit, toutes les précautions sont rendues inutiles par l'état spasmodique que nous avons signalé et par le trop faible intervalle des douleurs. D'ailleurs, on observe parfois entre les grandes douleurs qui signalent les contractions utérines un état continuel d'endolorissement des parois utérines, se traduisant par des souffrances lombaires et hypogastriques qui durent d'une douleur à l'autre. Il est impossible qu'en pareil cas le sommeil vienne sans être provoqué par quelque moyen artificiel.

Quelques accoucheurs désireux de l'obtenir à tout prix n'ont pas craint de le demander à l'administration des préparations opiacées. Mais l'opium a des inconvénients multiples. Il enraye le travail en paralysant les fibres utérines, il congestionne le cerveau, il ne procure qu'un sommeil lourd, pénible, après lequel, au lieu d'un sentiment de bien-être et de délassement, on ne trouve au réveil que de la fatigue, du malaise, de la pesanteur de tête. Aussi les partisans de l'opium ont-ils trouvé peu d'imitateurs. Mais ce qu'ils ont essayé de faire avec l'opium, nous pouvons le faire d'une façon beaucoup plus heureuse avec l'hydrate de chloral. Le médicament de Liebreich est un hypnotique précieux. Le sommeil qu'il procure ressemble de tous points au sommeil physiologique, le cerveau sous son action est décongestionné, au réveil le malade qui a été soumis à son influence se trouve délassé et n'éprouve aucun des malaises que produit l'usage de l'opium.

Toutes les fois qu'il est indiqué de provoquer le sommeil, c'est donc au chloral qu'il faut s'adresser de préférence à tout autre agent thérapeutique, et c'est lui que nous conseillerons aux accoucheurs lorsqu'ils se trouveront en présence d'un de ces accouchements où le privation prolongée de sommeil devient une complication plus ou moins grave.

Le docteur Byasson distingue trois degrés d'action du chloral.

Au premier degré le chloral a une action soporifique faible avec sédation légère du système nerveux sensitif.

Au deuxième degré, lorsqu'on donne une dose un peu plus forte, on obtient une action soporifique, énergique et impérieuse avec diminution de la sensibilité. A cette période correspond un sommeil calme d'une durée variable, mais sans trouble apparent des fonctions principales de la vie. Au moyen de doses successives, administrées au fur et à mesure que l'effet des premières disparaît, on peut entretenir le sommeil pendant une période relativement très-longue.

Lorsqu'on force les doses, on arrive au troisième degré de l'action du chloral. On obtient alors l'anesthésie avec perte complète de la sensibilité générale et résolution musculaire. La vie se trouve en même temps compromise, et d'après Byasson la mort survient presque toujours chez les animaux qui ont atteint cette période.

Nous n'avons à signaler ce troisième degré de Byasson que pour recommander de l'éviter. Tout en reconnaissant avec M. Carville que l'assertion du docteur Byasson, au sujet du danger de l'anesthésie par le chloral, est un peu trop absolue, nous n'en déclarons pas moins qu'il ne faut jamais donner à la femme en travail une quantité suffisante de chloral pour produire l'insensibilité. Il faut s'en tenir à des doses beaucoup plus faibles et rechercher seulement l'hypnotisme. Les deux premiers degrés d'action du chloral sont les seuls que nous ayons à mettre en œuvre. Dans les cas ordinaires le premier suffit; les doses ne doivent être un peu relevées, nous ne devons arriver au deuxième degré de Byasson que si les malades se plaignent de souffrir pendant l'intervalle des contractions. Ces douleurs lombaires et hypogastriques sourdes, qui ne laissent aucun moment de répit et s'étendent d'une contraction à l'autre, réclament l'emploi d'une dose suffisante pour diminuer d'une façon sérieuse la sensibilité. On peut alors donner jusqu'à 4 à 6 grammes de chloral, mais il ne faut jamais aller au-delà, jamais chercher à procurer un sommeil continu assez fort pour résister aux grandes douleurs de la contraction utérine. Ce que nous devons nous proposer, ce n'est pas d'annuler les douleurs de l'accouchement, pas même de les diminuer, c'est uniquement de faire dormir la malade dans l'intervalle des douleurs lorsqu'elle a besoin de sommeil pour réparer ses forces.

Il ne faut pas donner le chloral au début du travail. Il y a dans tous les accouchements, où il peut rendre quelques services, un moment où son administration est indiquée plus spécialement qu'à tout autre. Il faut savoir attendre ce moment d'élection, parce qu'alors on obtient l'effet désiré avec les plus petites doses possibles ; en opérant plus tôt on se trouve obligé de recourir à des doses beaucoup plus fortes ; et c'est toujours un mal que de se mettre en semblable obligation pour le plaisir d'intervenir avant l'heure utile.

On doit attendre pour administrer le chloral que les douleurs du travail aient déjà produit chez la malade un certain degré de fatigue qui rendra le sommeil plus facile. Lorsque la femme en est arrivée au point voulu, non-seulement elle accuse de l'accablement, mais encore elle sent qu'elle a envie de dormir. Ce besoin de sommeil, elle ne peut le satisfaire que d'une façon très-incomplète ; mais elle s'en rend parfaitement compte et sait très-bien l'accuser. Parfois même il lui arrive d'avoir, de temps à autre, quelques secondes de somnolence ; malheureusement ces moments de calme sont trop courts, et pour les prolonger il nous faut faire intervenir les moyens thérapeutiques capables de provoquer le sommeil.

Il est utile de rendre l'action du chloral plus facile en ayant soin de ne le donner qu'après avoir fait prendre un bain à la parturiente. La sédation que produit le bain fait tomber l'état d'éréthisme nerveux dans lequel se trouvent presque toutes les femmes auxquelles le chloral est nécessaire. Ce besoin de dormir que nous attendons pour donner le chloral, et qui n'arrive que lorsque la fatigue l'emporte sur l'irritabilité nerveuse, se produit bien souvent presque aussitôt après un bain, et vient puissamment favoriser l'action du médicament.

L'hydrate de chloral ne doit pas être prescrit à doses fractionnées. Il faut savoir arriver en quelques minutes à l'effet voulu. 2 à 3 grammes de chloral, dissous dans 10 à 15 grammes d'eau forment, avec 40 à 50 grammes de sirop de groseilles, une potion que l'on fait prendre en deux ou trois fois, à cinq ou dix minutes d'intervalle.

Il ne faut pas s'attendre à voir, après l'accomplissement de cette prescription, la malade prise d'un besoin irrésistible de dormir. Elle résiste très-bien, très-facilement à l'action hypnotique de ce mélange si elle s'agite, si elle parle ; et il faut avoir le soin d'imposer silence à ses plaintes, de lui recommander le calme le plus absolu. Il faut que la femme cherche à s'endormir pour que ces 2 ou 3 gr. de chloral lui suffisent. A cette condition le sommeil désiré arrive ; la femme à chaque douleur se réveille, mais elle se rendort quelques secondes après que la douleur a cessé. Cet état de somnolence interrompue pendant chaque contraction se prolonge pendant cinq ou six heures. Si, lorsque l'effet du chloral s'épuise, le travail se trouve encore peu avancé, il faut donner une nouvelle potion analogue à la première. Seulement, on diminuera cette fois la dose : il suffira de 1 gr. ou tout au plus de 1 gr. 50, et alors la sédation se prolongera encore pendant quelques heures. L'action de cette deuxième potion épuisée, on pourra laisser la femme se réveiller. Si au bout de huit à dix heures de veille, l'accouchement n'était pas encore terminé et semblait devoir se prolonger encore longtemps, on serait autorisé à revenir au chloral. Avec 1 gramme ou 2 on mettrait de nouveau la malade à même de dormir dans l'intervalle des douleurs pendant tout le temps nécessaire pour réparer ses forces.

La dose de 3 grammes de chloral n'est pas toujours suffisante pour produire l'effet désiré, c'est-à-dire le sommeil dans l'intervalle des douleurs. Lorsque, par exemple, la malade se trouve dans cet état de souffrance continue dont nous avons parlé, souffrance augmentant à chaque contraction, mais persistant à un degré moindre pendant les intervalles de repos de l'utérus, il faut arriver jusqu'à 5 et parfois 6 grammes de chloral ; il faut amener la malade à ce degré de somnolence qui forme le deuxième degré de Byasson, et qui entraîne un état de demi-anesthésie, insuffisante pour empêcher la perception des grandes douleurs, mais assez prononcée pour empêcher celle des douleurs faibles qui s'étendent d'une contraction à l'autre.

La malade, ne parvenant pas à dormir après avoir pris 2 à 3 grammes de chloral, nous attendons une demi-heure à peu près pour juger de l'insuffisance de cette première dose ; puis nous prescrivons une seconde potion de 3 grammes que nous faisons prendre en trois fois, de quart d'heure en quart d'heure, en ayant le soin d'en faire suspendre l'admi-

nistration si le sommeil survient avant qu'elle soit complètement prise.

Il ne faut jamais aller au-delà de 5 à 6 grammes. Si l'effet
recherché n'est pas obtenu avec 6 grammes de chloral, c'est
que la médication hypnotique n'est pas indiquée. On se
trouve, par exemple, en présence de contractions utérines
qui s'opèrent trop activement pour permettre le sommeil. Ce
que l'on a de mieux à faire c'est de laisser s'accomplir l'accouchement; il s'opérera assez vite pour que l'on n'ait pas à
regretter d'avoir laissé la malade abandonnée à elle-même
pendant le temps du travail. Si, par extraordinaire, l'accouchement ne s'opérait pas rapidement malgré des douleurs
aussi vives et aussi fréquemment répétées, ce retard serait
dû à quelque cause de dystocie réclamant un traitement
spécial et incapable d'être influencée par une médication
hypnotique.

Le chloral s'adresse d'une façon toute spéciale à ces accouchements où le travail traîne en longueur sans qu'il existe
aucune cause sérieuse de dystocie, à ces accouchements dans
lesquels nous voyions autrefois les malades s'épuiser sans
qu'il nous fût possible d'intervenir d'une façon sérieuse en
leur faveur. Avec le chloral nous n'avons pas la prétention
de faire accoucher la femme plus rapidement; mais nous di-
minuons de beaucoup ses souffrances et ses fatigues en la
faisant s'endormir entre chaque douleur. Elle se réveille bien
au moment de la contraction utérine, mais le temps seul de
cette contraction est pour elle un moment de souffrance et
de fatigue. L'intervalle des douleurs autrefois était pour elle
un moment d'angoisse, de souffrance continue parfois, d'a-

gitation, de plaintes ; c'était toujours un moment où ses
forces diminuaient, où sa fatigue augmentait par suite de
l'insomnie. Avec le chloral cet intervalle devient un moment de véritable repos pendant lequel les forces se répa-
rent. Aussi ne voit-on plus la parturiente arriver épuisée au
terme de la période de dilatation. L'inertie utérine, suite
ordinairement de cet épuisement, est moins à craindre, et
bien des fois on doit à l'administration du chloral de n'avoir
pas à terminer l'accouchement par une application de forceps ; les malades que le sommeil du chloral a empêchées de
s'affaiblir restent en état de suffire par elles-mêmes aux der-
niers efforts de l'expulsion, sans avoir besoin que l'accou-
cheur intervienne pour achever de les délivrer.

www.ingramcontent.com/pod-product-compliance
Ingram Content Group UK Ltd.
Pitfield, Milton Keynes, MK11 3LW, UK
UKHW021026120726
13693UKWH00005B/2233